MÉMOIRE

SUR LA

PRÉPARATION DU PHOSPHORE

COMME MÉDICAMENT.

Par J. L. Lescot,

Pharmacien, rue de Grammont, n. 14, à Paris,

MEMBRE DU CI-DEVANT COLLÉGE DE PHARMACIE DE LA MÊME VILLE,
ET DE PLUSIEURS SOCIÉTÉS SAVANTES.

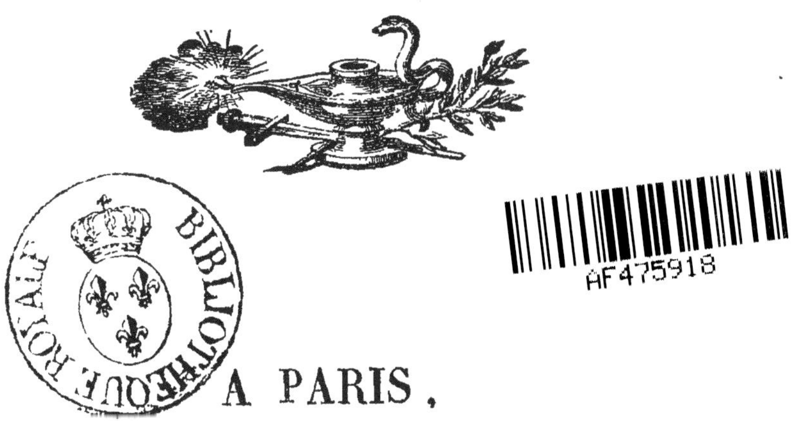

A PARIS,

De l'Imprimerie de J.-S. CORDIER Fils, rue Thévenot, n°. 8.

1825.

MÉMOIRE

SUR LA

PRÉPARATION DU PHOSPHORE

COMME MÉDICAMENT (1).

L'EMPLOI du Phosphore, comme médicament, n'est plus problématique. Il y a déjà long-temps que les médecins allemands et anglais l'ont introduit dans leur pratique, mais préparé d'une manière qui laissait beaucoup à désirer sous le rapport de sa simplicité absolue conservée, et sous celui de son interposition exacte dans les excipiens auxquels ils l'unissaient. Les chimistes et les médecins français se sont étudiés, par un accord vraiment admirable pour les progrès de leurs sciences respectives, à administrer cette substance avec connaissance de cause : les premiers, en la soumettant à la pratique pharmaceutique, de manière à lui faire subir le moins d'altération possible dans sa nature essentielle; les seconds, en l'appliquant avec prudence à l'art de guérir, et en suivant de près ses effets sur l'organisme animal. Aujourd'hui, le Phosphore est placé au rang des remèdes héroïques.

(1) Ce Mémoire a été lu devant la Société de Médecine, le 2 fructidor an XIII (20 août 1805.)

Rappeler ici le nom de M. Pelletier, comme auteur de la préparation de l'éther phosphoré, dont le procédé a été accueilli par les pharmaciens les plus distingués; signaler MM. Sédillot, Gauthier de Claubry, Lafisse, Émonnot, et un grand nombre d'autres membres de sociétés savantes, comme ayant fait une application heureuse de cet éther, dans leur pratique médicale, c'est rendre hommage aux talens et au zèle de ces estimables praticiens qui ne négligent aucun des moyens propres à agrandir les limites de l'art de guérir. Les observations de M. Planche, sur la décomposition de l'éther phosphoré par l'eau, quoique déjà connues des chimistes et des médecins, ont donné naissance à un grand nombre d'expériences neuves, d'autant plus intéressantes, qu'elles tendent toutes à faire connaître jusqu'à quel point l'on peut compter sur la quantité de Phosphore contenue dans cet éther; dans quel état il s'y rencontre, soit comme corps simple, soit comme corps combiné; s'il est vrai que la matière qui se précipite de l'éther phosphoré, soit du véritable Phosphore ou du Phosphore dans l'état d'oxide; enfin, si l'art chimique ne peut parvenir à dissoudre le Phosphore dans un excipient autre que l'éther sulfurique; et qui, tout en lui conservant ses propriétés médicales, lui enlève sa faculté combustible lors de son contact avec l'air atmosphérique, et le rende habile à devenir miscible avec une infinité d'autres corps médicamentaires. Tels sont les divers objets que je me propose de traiter ici succinctement.

Pour arriver à une conclusion juste, je crois indispensable de rappeler d'abord ce que l'on sait sur la nature du Phosphore, sur sa tendance à se combiner avec d'autres corps, sur la propriété qu'il a de décomposer l'eau, sur sa prétendue solubilité dans l'éther sulfurique, sur les phénomènes physiques et chimiques qui se passent durant et après sa dissolution dans ce fluide éthéré. Je terminerai ce Mémoire, en annonçant un nouvel excipient plus propre à dissoudre le Phosphore que l'éther sulfurique, et je ferai connaître, par des expériences comparatives, les avantages que présente le nouveau dissolvant de ce combustible simple. Ces grandes questions peuvent être considérées sous quatre aspects différens auxquels je donnerai le nom de sections.

Ire. SECTION.

Du Phosphore, de sa tendance à la combinaison.

Le Phosphore est un corps, *sui generis*, qui tient le premier rang parmi les combustibles simples, parce qu'il jouit le plus éminemment de la faculté de s'enflammer, pourvu qu'il soit en contact avec l'air libre. C'est une substance indécomposée, sinon indécomposable, dont la tendance à se combiner avec d'autres corps, est d'autant plus prompte et facile, que la substance elle-même est plus simple; qui a la propriété de décomposer les corps combinés avec lesquels elle se rencontre, et de former de nouveaux êtres, en s'emparant des uns ou des autres de leurs composans.

La prééminence de combustibilité du Phosphore sur les autres combustibles simples, n'a été bien conçue que par le savant Morelot. C'est à ce chimiste que nous devons la belle théorie des phénomènes de la combustion. C'est lui qui, le premier, nous a fait voir, 1°. qu'il ne s'opérait aucune combustion qui ne fût précédée d'un commencement d'oxigénation du corps combustible; 2°. que le Phosphore était le seul combustible qui n'eût pas besoin du concours de l'étincelle électrique, ou d'une flamme actuelle, pour manifester sa propriété inflammable. En démontrant que la première condition essentielle de toute inflammabilité était la fluidité, tout au moins commençante du combustible, M. Morelot a prouvé que cette condition n'était pas unique, qu'elle devait être accompagnée d'oxigénation; et il a établi ses preuves sur la combustion du soufre avec flamme, par son contact avec un corps rouge de feu, et sur la non combustion du camphre par le même contact. Le premier se liquéfie et s'enflamme, tandis que le second ne s'enflamme pas, quoiqu'il soit éminemment inflammable; donc, il faut liquéfaction et oxigénation commençante pour opérer une combustion quelconque.

Cette observation, qui semble s'éloigner du but principal de ce Mémoire paraîtra bientôt en être le rapprochement le plus important. Pour bien connaître les phénomènes qui accompagnent, soit la liquéfaction, soit la dissolution d'un corps, soit ses combinaisons avec d'autres corps, on devrait toujours s'attacher à le faire connaître, d'abord par ses propriétés physiques, et ensuite par ses propriétés chimiques.

Les propriétés physiques du Phosphore sont l'agrégation solide à la température habituelle de l'eau dans son état liquide, et lorsqu'il est surnagé par ce fluide; et la faculté qu'il a de se liquéfier dans ce même fluide dont on a élevé la température de 15 à 25 degrés, en s'emparant d'une partie du calorique d'interprétation. Il se liquéfie de même dans les vaisseaux fermés, à l'approche d'un charbon rouge de feu; mais dans tout état de cause, la liquéfaction du Phosphore n'a jamais lieu, quel que soit le véhicule que l'on ait fait servir d'intermédiaire, qu'une portion de la substance ne soit combinée avec une partie de l'un des principes composant ce véhicule. Ce fait est établi par une vérité actuellement bien démontrée et ne comporte pas le moindre doute.

Les propriétés chimiques du Phosphore sont sa combustion rapide et spontanée par le simple contact avec l'air atmosphérique. En vain on voudrait considérer la combustibilité de cette substance comme une propriété purement physique, attendu qu'elle s'exerce par la simple décomposition de l'air, et qu'il en résulte un nouveau combiné. Remarquons qu'ici le Phosphore éprouve un commencement de liquéfaction, en s'emparant avidement du calorique d'une partie du gaz azote qui constitue l'air qui le décompose, et que la portion de gaz oxigène, mise à nu, donne lieu à son oxigénation commençante, et successivement à sa combustion avec flamme. Ici le Phosphore agit comme corps décomposant par lui-même, tandis que le soufre et les autres combustibles simples sont réputés physiquement inflammables par la raison qu'ils s'enflamment, soit à l'aide de l'étincelle électrique, soit par le contact d'un corps rouge de feu allumé.

Les autres propriétés chimiques du Phosphore sont la dissolubilité dans le gaz hydrogène, et sa combinaison avec l'oxigène, avec les métaux; d'où il résulte de l'hydrogène phosphoré, des acides phosphoreux et des phosphures métalliques.

Cette matière simple une fois connue par ses propriétés chimiques et physiques, il nous sera facile de reconnaître les divers états dans lesquels elle se trouve, soit qu'on la conserve sous l'eau, soit qu'on la dissolve dans l'éther sulfurique ou dans tout autre excipient qui lui soit plus approprié.

IIe. SECTION.

Du Phosphore conservé dans l'eau.

Pour conserver le Phosphore, on l'introduit dans un flacon qui contient de l'eau et que l'on bouche avec son bouchon de cristal usé à l'émeri.

Le Phosphore décompose l'eau en partie; il s'empare de l'oxigène de ce fluide et se convertit en partie en acide phosphoreux, lequel, étant soluble, se dissout dans l'eau non décomposée. On a la preuve de ce phénomène de la décomposition de l'eau, par la propriété qu'a celle qui surnage le Phosphore, de convertir en rouge la teinture bleu du licheno *vulgò* Tournesol. (1).

On peut conclure de cette expérience chimique, que le Phosphore ne sera jamais en contact avec un corps qui aura l'oxigène pour l'un de ses composans, sans qu'il s'empare de ce principe pour former un combiné nouveau qui acquerra la propriété d'un acide. Ce phénomène va être confirmé de nouveau, en examinant ce qui se passe dans la dissolution de cette substance dans l'éther sulfurique.

IIIe. SECTION.

Des phénomènes physiques et chimiques qui se passent lors et après la dissolution du Phosphore dans l'éther sulfurique.

M. Pelletier, notre savant collègue, en publiant son procédé pour préparer l'éther phosphoré, a mérité tout à la fois de la science médicale et de l'art pharmaceutique. Il a mis entre les mains des pharmaciens un médicament dont ils auraient pu ignorer long-temps le mode pratique.

(1) Le nom de Tournesol doit être supprimé de la langue exacte, puisque la plante *Tournesol* n'est pour rien dans la composition de la pâte de ce nom. (*Voyez* un Mémoire de Morelot, dans le deuxième volume des *Mémoires de la Societé médicale*, et dans la *Pharmacopée chimique* de ce savant.)

Ce procédé paraît d'une très-grande simplicité et d'une exécution très-facile. Cependant, en l'examinant avec l'œil du chimiste observateur, on aperçoit que l'auteur a triomphé d'une difficulté qu'il n'aurait pu vaincre, s'il n'eût pas amené l'éther sulfurique qui lui a servi d'excipient, à son plus haut degré de légéreté, en le rectifiant sur du muriate calcaire desséché. En effet, l'éther sulfurique n'est pas le dissolvant naturel du Phosphore ; celui même qui a été rectifié sur du muriate calcaire, n'a pas la propriété de le dissoudre positivement ; il n'est que son dissolvant relatif, et non pas absolu : ceci demande à être expliqué.

Dans la première section, j'ai fait remarquer que le Phosphore avait beaucoup d'attraction pour le calorique. Or, l'éther sulfurique, parvenu à 54 degrés de légèreté, par sa surrectification, contient beaucoup de calorique de combinaison qu'il peut céder facilement, sans pour cela perdre la propriété physique d'une liqueur éthérée. De huit grains de Phosphore par once d'éther, six demeurent suspendus dans la totalité de l'once, et deux se précipitent par le repos. Le Phosphore se liquéfie aux dépens du calorique en excès de l'éther, et y demeure dans l'état d'interposition moléculaire, jusqu'à ce qu'avec le temps il se soit opéré une combinaison chimique par l'attraction entre les molécules divisées du Phosphore, et l'oxigène qui fait partie composante de l'éther. Il se forme de l'acide phosphoreux, lequel se précipite au fond et contre les parois internes du flacon, dans les proportions d'un sixième ou environ, et les cinq autres sixièmes restent fondus dans le calorique, et interposés dans l'éther lui-même, partie dans l'état de

Phosphore, partie dans celui d'acide phosphoreux

On peut s'assurer de ce double phénomène chimique par une double expérience très-simple; si l'on verse quelques gouttes d'éther phosphoré, un peu anciennement préparé, sur la teinture de Tournesol, étendue d'eau distillée, il y a aussitôt conversion en rouge. L'éther phosphoré retient donc de l'acide phosphoreux. Si l'on rassemble le précipité qui adhère au fond et aux parois du flacon, il se dissout en partie dans l'eau, et cette dissolution convertit de même en rouge la teinture bleue de Tournesol. Le Phosphore ne se précipite donc pas dans le même état où il était avant sa dissolution, ou son interposition dans l'éther. Cette observation n'a pas échappé à M. Pelletier; il a regardé la présence de l'acide phosphoreux, dans son éther phosphoré, comme étant d'une trop petite conséquence pour nuire aux propriétés de ce nouveau médicament; parce que, dans tous les cas, en administrant l'éther phosphoré par gouttes dans une potion appropriée, on ne fait prendre au malade que bien peu d'acide phosphoreux; et que, d'ailleurs, on emploie aujourd'hui le sirop d'acide phosphoreux calcaire, sans nul inconvénient.

Je me réserve de rapporter dans la section suivante les expériences comparatives que j'ai faites sur l'éther phosphoré, et sur la dissolution du Phosphore dans le nouveau dissolvant que je propose aux praticiens.

IVe. SECTION.

Du véritable dissolvant du Phosphore ; de sa garantie contre la combustion spontanée, et des phénomènes chimiques qui s'opèrent par suite de sa dissolution.

Les combustibles simples connus sous les noms de Phosphore, de soufre, de carbone, d'azote, sont les uns et les autres solubles dans le gaz hydrogène, et acquièrent des propriétés physiques et chimiques toutes autres que celles qui leur appartiennent dans leur état primitif.

Le gaz hydrogène, combiné avec le Phosphore, le soufre, le carbone, constitue le gaz phosphoré, sulfuré et carboné ; le même, combiné avec l'azote, forme l'ammoniaque. Les forces d'attraction chimique varient dans chacun de ces nouveaux combinés ; on remarque un changement insigne dans leur odeur, leur saveur, et leur combustibilité ; ces corps éminemment combustibles, combinés avec le gaz hydrogène, qui est lui-même au rang des corps les plus inflammables, perdent en partie leur propriété naturelle. L'azote, converti en ammoniaque par sa combinaison avec l'hydrogène, a perdu totalement sa faculté combustible ; que sera-ce si les combinés, au lieu d'être seulement binaires, sont ternaires, c'est-à dire combinés trois à trois ? Mais revenons au Phosphore.

Si l'on prend un corps composé de trois parties et

demie d'hydrogène, deux parties de carbone, et une demi-partie d'oxigène, on parvient à y dissoudre le Phosphore assez facilement, à l'aide d'une température de 15 à 20 degrés au dessus de zéro. Cette dissolution est complète; la liqueur ne perd aucunement de sa transparence, et il ne se forme aucune espèce de précipité par le repos ni avec le temps : si on expose cette dissolution au contact de l'air, soit à la lumière, soit dans l'obscurité, il ne s'opère aucune espèce de combustion, aucun dégagement de lueur phosphorique.

Si on étend cette dissolution sur du papier, ou sur un tissu, et qu'on l'échauffe par le frottement, il ne s'opère aucune combustion.

L'odeur de cette dissolution est analogue à celle généralement connue, de l'hydrogène phosphoré et carboné à l'état de gaz.

Si l'on met quelques gouttes de cette dissolution sur du charbon rouge de feu, elle brûle avec une flamme haute et brillante, et répand une odeur d'ail bien sensible qui fait reconnaître la présence du Phosphore.

L'hydrogène et le carbone réunis peuvent donc être considérés comme le véritable dissolvant du Phosphore dans lequel ce combustible simple perd la propriété qu'il a de brûler spontanément. Il se rencontre alors dans l'état combiné; et, sous ce rapport au moins, on n'a pas à craindre, dans son usage interne, des effets nuisibles à l'organisme animal, par son application trop immédiate; d'un autre côté, la puissance d'attraction dans cette combinaison est facilement vaincue par les agens intérieurs, et le Phosphore peut exercer toutes les propriétés qui lui appartiennent, comme corps simple médicamentaire.

Si, à ces deux corps simples (l'hydrogène et le carbone), je joins une demi-partie d'oxigène, c'est afin d'offrir pour dissolvant du Phosphore un corps composé qui jouisse des propriétés d'une combinaison plus intime et plus homogène. Je m'attends bien qu'une petite portion de Phosphore va se combiner avec cette portion d'oxigène ; mais il m'est facile d'évaluer cette combinaison par le calcul et l'examen chimique, comme les expériences suivantes vont le démontrer.

Première expérience. — Je prépare une liqueur fondamentale composée de seize grains de Phosphore par once du dissolvant dont j'ai établi plus haut les trois élémens constitutifs. Ces quantités respectives me donnent deux grains de Phosphore par gramme, autrement un décigramme pour quatre grammes. Le médecin qui voudra administrer le Phosphore intérieurement, pourra en prescrire l'usage, soit en potions, soit en pilules, et fractionner la dose du Phosphore à son gré, en interposant une ou deux dragmes de cette dissolution dans autant d'onces de véhicule ou d'excipient qu'il jugera convenable et plus approprié. Je donne à cette liqueur le nom de *Liqueur phosphorée*.

Deuxième expérience. — J'ai versé quelques gouttes de ma liqueur phosphorée sur de la teinture de Tournesol étendue dans l'eau distillée ; celle-ci s'est convertie en rouge-pourpre, et non en rouge prononcé. Cette conversion annonce la présence d'un peu d'acide phosphoreux, mais en très-petite quantité.

Troisième expérience. — J'ai versé une pareille

quantité d'éther phosphoré sur la même teinture de Tournesol; celle-ci s'est convertie en rouge très-décidé; d'où je conclus que l'éther phosphoré contient beaucoup plus d'acide phosphoreux que ma liqueur phosphorée.

Quatrième expérience. — Pour évaluer la proportion d'acide phosphoreux contenue dans ma liqueur phosphorée, j'en ai versé six gouttes sur la teinture de Tournesol; cette teinture devenue rouge-poupre, j'ai versé par-dessus une goutte de potasse en liqueur, et la couleur bleue s'est rétablie; d'où je conclus que l'acide phosphoreux se rencontre dans ma liqueur dans la proportion d'un sixième au plus.

CONCLUSION.

1°. Le Phosphore est un des principes constituans d'un très-grand nombre de corps animaux, puisque tout ce qu'on en rencontre dans la nature, dans l'état de phosphate et d'hydrogène phosphoré, procède de la désorganisation des animaux.

2°. L'usage du Phosphore dans la médecine curative, a donné des résultats qui doivent déterminer les praticiens à l'employer et à en multiplier les essais.

3°. Le Phosphore est un corps éminemment combustible qui a une grande tendance à la combinaison avec les autres combustibles simples. Sa propriété chimique la plus importante est d'être un agent de décomposition des corps brûlés, en s'emparant de leur oxigène; donc le Phosphore est désoxigénant.

4°. L'hydrogène carboné est le véritable dissolvant du Phosphore, celui qui le garantit de sa combustion spontanée, lors de son contact avec l'air, sans trop l'éloigner de sa propriété désoxigénante, puisque ce dissolvant exerce lui-même la plus grande attraction sur l'oxigène.

5°. L'éther sulfurique surrectifié n'est, à l'égard du Phosphore, qu'un agent d'interposition et de division de ses molécules, qui n'interrompt en aucune manière sa propriété combustible à l'air libre.

6°. La liqueur phosphorée que j'offre à la pratique de l'art médical, a le double avantage de conserver son homogénéité sans éprouver la moindre altération, soit dans les flacons où on la garde plus ou moins longtemps, soit exposée au contact de la lumière; et d'être miscible à nos humeurs.

7°. J'ai fait connaître les procédés que j'emploie à préparer, soit des potions, soit des pilules pour l'usage interne, et une pommade pour l'application externe; j'ai atteint mon but, comme pharmacien chimiste. Il appartient aux médecins de constater par l'expérience jusqu'à quel point ces procédés nouveaux peuvent être utiles à la médecine. Il me suffit, pour l'instant, de prévenir que ma liqueur phosphorée, étant la même pour les potions, les pilules et la pommade, et contenant deux grains de Phosphore par dragme, les médecins qui voudront en introduire l'usage, pourront la prescrire à telle dose qu'ils jugeront convenable, soit en augmentant, soit en diminuant la quantité pondérique, soit en l'étendant, soit en la rapprochant dans les excipiens auxquels ils croiront pouvoir l'assimiler.

P. S. Je me suis proposé dans cet écrit, moins de faire l'histoire du Phosphore et le détail de ses différentes préparations, que d'appeler l'attention des lecteurs et des praticiens sur l'efficacité de ce médicament. Tous les médecins instruits savent avec quelle réserve on a dû l'employer jusqu'ici, tant à cause des dangers qu'il offrait, que des diverses manières dont se manifestait son action. Après de longues recherches et des essais sans nombre, je recueille le plus doux fruit de mes veilles, en présentant aux hommes de l'art une arme sûre, et qui cesse d'être redoutable, même dans des mains peu prudentes. Un grand nombre d'entre eux, les plus distingués de la capitale, ont employé avec succès ma préparation, tant dans les hôpitaux, que dans leur pratique particulière; et j'en ai même reconnu les bons effets dans les paralysies anciennes ou récentes, sur des hommes, des femmes et des enfans du plus bas âge, dans des névroses chroniques, des maladies aiguës, arrivées à leur dernier période, ainsi que dans les fièvres ataxiques ou adynamiques du plus mauvais caractère. J'oserai ajouter, sans crainte de voir mon opinion contestée, que cette préparation, qu'il est toutefois loin de ma pensée d'offrir comme un spécifique assuré contre telle ou telle maladie, peut trouver une application utile dans plusieurs cas où, la sensibilité nerveuse étant fortement compromise, le relâchement succède à une excitation trop vive, et l'extrême faiblesse à un développement excessif des forces vitales. Au reste, bien apprécié dès sa découverte par les chimistes et les médecins, le Phosphore est aujourd'hui un des remèdes le plus en usage, et rangé, comme je l'ai dit, parmi ceux qui sont qualifiés *d'héroïques.*

Pour éviter à mes lecteurs des recherches pénibles, je vais citer les différens livres ou journaux de médecine qui ont parlé de ma préparation :

1°. *La Thérapeutique de M. Alibert*, 2e. édition, tome Ier., page 122;

2°. *L'Histoire naturelle appliquée à la chimie et aux arts,* par Simon Morelot, tome Ier., page 121;

3°. *Recherches et Observations sur le phosphore*, par Daniel Lobstein, *Journal général de Médecine*, tome LV, année 1816;

4°. *Réflexions de M. Pilhes au sujet des Observations de M. Guimpreckt*, tome LVI du même *Journal*, page 295;

La Pharmacologie du docteur Fiévée, page 230, et son *Tableau synoptique*, même ouvrage, page 527.

De si imposantes autorités m'enhardissent à recommander ma découverte au public et aux médecins particulièrement. Les vertus du Phosphore étaient connues depuis long-temps; mais le moyen de l'administrer sans inconvénient ne l'était pas. Je dois donc m'estimer heureux d'avoir résolu le premier, un problème, objet de tant d'efforts stériles, en préparant le Phosphore de manière qu'il cessât d'être lumineux, c'est-à-dire en enchaînant sa phosphorescence, sans le dépouiller de ses vertus médicatrices.

La forme la plus usitée pour l'emploi de ma préparation, est celle d'une pommade qui contient huit grains de Phosphore par once, et dont on fait, matin et soir, des frictions sur les parties affligées que l'on recouvre de flanelle.

Pour l'intérieur, lorsque le médecin le croit nécessaire, on en prépare une potion faite ainsi qu'il suit :

Eau distillée	4 onces.
Idem de fleurs d'oranger	1/2 once.
Gomme arabique	2 gros.
Huile d'amandes douces	1/2 once.
Liqueur phosphorée	1 gros.
Sirop simple	1 once.

Faites selon l'art et administrez d'après la prescription.

Masse Pilulaire.

Sucre	1 gros.
Gomme adraganthe	12 grains.

Eau de fleurs d'oranger, suffisante quantité pour faire un mucilage auquel on ajoute :

Liqueur phosphorée	1 gros.

Poudre de Réglisse, suffisante quantité dont on fera des pilules de 4 grains, et dont la quantité à prendre sera déterminée par le médecin.

On peut même administrer la liqueur dans de l'eau sucrée, à la dose de quatre à cinq gouttes, matin, midi et soir, et augmenter progressivement cette dose, qui a été portée jusqu'à quarante et cinquante gouttes, sans inconvénient.

Supposé qu'après tant de rapports favorables à l'emploi de ma découverte, il me fallût offrir d'autres preuves de son heureuse efficacité, j'en produirais de toutes récentes, et qui sembleraient peut-être incroyables, si elles n'étaient confirmées par nos praticiens les plus véridiques, les plus habiles, des prescriptions et expériences desquels elles sont le fruit. MM. Fiévée, Aubin, Bigot, et beaucoup d'autres médecins ou chirurgiens de la capitale, ont recueilli des observations importantes, de guérisons opérées par ma préparation. J'ai en outre les noms et demeures d'un grand nombre de malades qu'il me paraît inutile de citer, mais sur lesquels je puis donner, à quiconque se présentera, les renseignemens les plus exacts.

Je ne poserai pas la plume sans avoir rendu l'hommage le plus sincère à plusieurs savants (1), qui ont enrichi le domaine de la médecine, par les nouvelles préparations qu'ils ont obtenues du kina, de l'ipeca, de l'opium et de beaucoup d'autres substances; préparations dont les principales sont connues sous les noms de *kinine, sulfate de kinine, émétine et morphine*. Il ne me resterait plus de vœux à former, si la mienne, distincte par sa nature et son objet, de toutes celles dont je me plais à préconiser le mérite, pouvait, comme elles, occuper une place parmi les découvertes utiles au soulagement de mes semblables.

(1) MM. Vauquelin, Pelletier, Robiquet, Cavantou, etc.

www.ingramcontent.com/pod-product-compliance
Ingram Content Group UK Ltd.
Pitfield, Milton Keynes, MK11 3LW, UK
UKHW020458220726
13923UKWH00006B/2613